ÉPUISEMENT NERVEUX

ET HYSTÉRIE

SON TRAITEMENT SYSTÉMATIQUE

PAR

Le Docteur W. S. PLAYFAIR

PROFESSEUR DE MÉDECINE OBSTÉTRIQUE A KING'S COLLEGE
MÉDECIN DES MALADIES DES FEMMES ET DES ENFANTS A L'HOPITAL DE KING'S COLLEGE
ET PRÉSIDENT DE LA SOCIÉTÉ OBSTÉTRICALE DE LONDRES

Traduit

PAR LE Dr BRACHET

Attaché aux bains d'Aix (Savoie), médecin de l'hôpital thermal
et de l'hospice anglo-français.

PARIS

G. MASSON, ÉDITEUR

LIBRAIRE DE L'ACADÉMIE DE MÉDECINE

120, Boulevard Saint-Germain, en face de l'École de Médecine

1883

ÉPUISEMENT NERVEUX

ET HYSTÉRIE

PUBLICATIONS DU DOCTEUR BRACHET

OBSERVATION D'HYDROCÉPHALE (Chambéry, 1864).

DU RÔLE DU PARASITE DANS L'ÉTIOLOGIE DES MALADIES CUTANÉES PARASITAIRES (Montpellier, 1864).

DE LA CONTAGION DE LA PHTHISIE TUBERCULEUSE (Nice, 1866).

OBSERVATION DE TÉTANOS TRAUMATIQUE ET RHUMATISMAL, TRAITÉ AUX EAUX D'AIX (*Union médicale*, 26 octobre 1869).

MYOME UTÉRIN DÉLOGÉ PAR LE TRAVAIL DE L'ACCOUCHEMENT ET OPÉRÉ AVEC SUCCÈS (Paris, 1870).

TRAITEMENT DES BLESSÉS AUX EAUX D'AIX (Paris, 1872).

ANGIOME DE L'UTÉRUS (Observation présentée à la Société de Chirurgie, 1872).

APERÇU CLINIQUE SUR LES EAUX D'AIX ET DE MARLIOZ, 1873.

DU RHUMATISME UTÉRIN (Traduction de ORD, 1879).

OUVERTURE DE L'INSTITUT ANATOMIQUE DE ROME (*Progrès médical*, 1881).

OBSERVATION DE COXALGIE GUÉRIE PAR LES AIMANTS (*Progrès médical*, 1881).

OBSERVATION DE XANTHOME EN TUMEUR (BRACHET et MONNARD).

ANNALES DE DERMATOLOGIE ET DE SYPHILIGRAPHIE, 1881.

DU RHUMATISME (MAC, LAGAN. Traduction, 1883).

CACHEXIE PACHYDERMIQUE. Observations, congrès des Sociétés savantes à Aix-les-Bains, 1883.

7459-83. — CORBEIL. Typ. et stér. CRÉTÉ.

ÉPUISEMENT NERVEUX

ET HYSTÉRIE

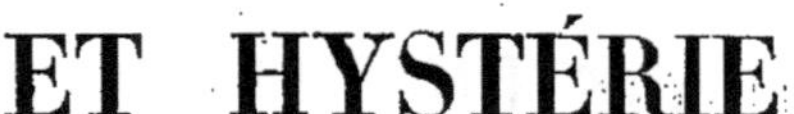

SON TRAITEMENT SYSTÉMATIQUE

PAR

Le Docteur W. S. PLAYFAIR

PROFESSEUR DE MÉDECINE OBSTÉTRIQUE A KING'S COLLEGE
MÉDECIN DES MALADIES DES FEMMES ET DES ENFANTS A L'HOPITAL DE KING'S COLLEGE
EX-PRÉSIDENT DE LA SOCIÉTÉ OBSTÉTRICALE DE LONDRES

Traduit

PAR LE Dr BRACHET

Attaché aux bains d'Aix (Savoie), médecin de l'hôpital thermal
et de l'hospice anglo-français.

———

PARIS

G. MASSON, ÉDITEUR

LIBRAIRE DE L'ACADÉMIE DE MÉDECINE

120, Boulevard Saint-Germain, en face de l'École de Médecine

———

M DCCC LXXXIII

PRÉFACE DU TRADUCTEUR

Nous rencontrons bien souvent dans nos stations minérales de ces cas invétérés dont le professeur Playfair nous décrit ici le traitement.

Ces malades, que l'on appelle *nerveuses hystériques*, à tous les degrés, courent de stations en stations, de médecins en médecins, jusqu'au jour où elles sont complètement réduites à l'immobilité. Et encore en avons-nous vu beaucoup qui se faisaient transporter à grands frais et avec des fatigues inouïes pour elles et pour leurs familles, du nord au sud et du sud au nord.

Aussi avons-nous lu avec enthousiasme les ouvrages du Dr Weir Mitchell (1).

Sa méthode consacrée en Europe par un maître de la valeur du professeur Playfair rentrait dans le domaine scientifique en Angleterre comme elle l'avait fait en Amérique avec l'appui de gynécologistes comme Goodell et Perry.

On ne pouvait plus dès lors l'accuser d'empirisme.

(1) *Fat and Blood and to make them* (1878). — *Lectures on Diseases of the nervous system especially in women* (1881).

M. le Dr O. Jennings vient de publier une traduction de Weir Mitchell (*Traitement méthodique de la Névrosthénie et de quelques formes de l'Hystérie*).

Comme le dit et le répète Playfair, rien n'est nouveau dans ce traitement. Il est complexe, formé d'éléments qui ont été employés isolément avec certains succès.

Personne ne discute plus aujourd'hui les bienfaits du massage, de l'électricité, pas plus que ceux du régime et de l'isolement des névropathes.

J'ai vu l'insomnie hystérique guérie par les courants continus, et le D' Onimus observe chaque jour dans sa grande pratique des névroses qu'il guérit par l'électricité.

« On peut obtenir d'excellents résultats dans un grand nombre de manifestations hystériques, surtout pour les paralysies et les anesthésies et quelquefois pour les contractures d'origine hystérique (1). »

J'en dirai autant du massage, des douches et de l'électricité combinées ensemble. J'ai vu des manifestations hystériques disparaître sous cette triple médication combinée, dans l'établissement et sous la direction habile du D' Dally. L'isolement lui-même est la première prescription de nos maîtres en affections nerveuses, comme MM. Charcot, Jaccoud et autres. J'ai vu, il y a une quinzaine d'années, une de mes clientes guérie d'une hystérie à manifestations graves et aiguës par ce simple moyen. J'avais prié Sir W. Jeuner de donner son avis et ses conseils. Toute sa prescription se bornait à l'isolement le plus complet et au changement de domestique. Trois semaines suf-

---

(1) *Guide pratique d'électrothérapie* (Onimus, 1882, page 206. Masson, éditeur).

firent pour obtenir un succès qui ne s'est pas démenti.

Rien n'est donc nouveau dans les détails du traitement Mitchell. Il n'en est pas moins admirable dans ses résultats, car on verra par les observations du professeur anglais combien ces états sont désespérés, et combien la cure marche vite.

Cet opuscule n'est d'ailleurs que la réunion de plusieurs mémoires lus à des Sociétés savantes anglaises sur le même sujet par M. Playfair, comme cela est indiqué dans le texte.

L. BRACHET.

Aix-les-Bains (Savoie), 1er avril 1881.

ÉPUISEMENT NERVEUX

ET

HYSTÉRIE

INTRODUCTION

J'ai été amené à publier cet opuscule pour éclairer ceux de nos confrères qui sont à la recherche constante du traitement d'une affection considérée jusqu'ici comme incurable, et qui me font l'honneur de s'adresser à moi de toutes les parties de l'Angleterre. J'espère indiquer le moyen de rendre la santé pour ne pas dire la vie à beaucoup de ces névropathiques désespérées si nombreuses dans nos pays. Quelques confrères ont déjà suivi mes indications et ont obtenu des résultats merveilleux. Le traitement systématique est très assujettissant et nécessite un certain nombre d'aides éclairés. Ce n'est là qu'une difficulté qui trouve la compensation dans les beaux succès que l'on obtient. J'ai ajouté pour faciliter cette étude quelques détails sur le mode dont on doit pratiquer le massage qui constitue une partie importante du traitement ; ces détails ont été rédigés par une des personnes affectées à cette pratique.

Les applications détaillées du massage n'ont pas une loi déterminée, l'essentiel est de rendre aux tissus leurs forces et leurs fonctions.

Pour ma part, je m'inquiète peu du mode dont s'opère le massage. On voit bien vite s'il est pratiqué convenablement; car si après le temps habituel, la malade ne peut pas prendre et digérer la nourriture qu'on lui donne, il faut en rechercher la cause dans une mauvaise direction du massage. — Il faut surveiller les résultats obtenus plus que telle ou telle méthode. Ce serait une grande erreur de supposer, comme on l'a cru, que notre traitement dépend essentiellement du massage : il n'est qu'un des facteurs dont l'ensemble produit des effets merveilleux dans des cas spéciaux; le massage n'est en réalité qu'une manœuvre qui a des effets toniques, il constitue une partie de notre indication comme l'huile de ricin constitue un des moyens de la médication laxative. C'est un simple agent thérapeutique connu et très en vogue de temps immémorial en Orient, trop négligé dans notre pays, bien que personne n'en ignore les bons effets. Mais il y a une espèce de préjugé incompréhensible qui fait qu'on ne l'emploie pas.

Je m'occuperai ensuite de la nécessité d'isoler les malades et de les séparer de leur entourage habituel; point plus essentiel du traitement que le massage.

Nous rencontrons à cet égard de telles difficultés d'argent, ou autres, que nous sommes forcés de soigner les malades chez elles, ou de tolérer les visites de leurs amis. Plus j'avance dans la pratique, plus j'observe que l'isolement est une condition indispensable de succès, je ne saurais trop appuyer sur ce point.

Je me suis occupé dans un second chapitre du traitement d'une forme de la maladie qui laisse à la malade un embonpoint énorme bien qu'elle mange fort peu. Cette forme est plus difficile à traiter que celle où les malades se présentent amaigries et émaciées. On en rencontre cependant beaucoup qui sont guérissables, et j'ai pour ma part obtenu de pleins succès en pareils cas, qu'il serait trop long de publier dans cet opuscule.

On rencontre encore une autre forme de la maladie qu'on doit abandonner à elle-même. — Ce sont les cas où les hystériques se nourrissent bien, présentent de belles conditions hygiéniques, et dont la vie est embellie par la sollicitude de leur entourage. Je dirai un mot sur le choix des cas susceptibles de guérison : Il est évident que si l'on applique notre traitement à toute espèce de cas, on aura des insuccès, je ne me charge jamais d'une malade sans bien expliquer que ce n'est d'abord qu'un essai et que, si après une dizaine de jours il n'y a pas une amélioration, je ne continuerai pas : je dois à la vérité de dire que j'ai rarement dû me borner à une tentative de traitement. Les succès les plus complets sont obtenus chez les infirmes condamnées au lit et au repos absolu. J'ai constaté que plus les cas sont désespérés, plus on a de chances de guérison; je n'ai eu des insuccès que dans des cas de moyenne intensité. On doit s'attacher aux moyens les plus minutieux pour arriver au diagnostic; il est souvent plus difficile qu'on pourrait le croire de bien différencier les affections hystériques des affections organiques du système nerveux. J'ai rencontré pour ma part bien des cas ou l'on avait commis des erreurs grossières (1).

Nous ne prétendons pas que l'on ne puisse guérir par d'autres moyens que les nôtres, bien des cas typiques d'hystérie tels que la paralysie, l'aphonie et les tics nerveux de nature hystérique. Mais je ne crois pas qu'on puisse en dire autant des névropathiques condamnées à l'immobilité. Pour en imposer à de telles malades, pour les contraindre à tenter quelques mouvements pénibles, il faut uniquement leur démontrer qu'elles vont de mal en pis. Je publie ici un fragment d'une pièce de vers écrite il y a quelques années par une jeune dame qui avait

---

(1) Voir l'admirable chapitre : Diagnostic différentiel entre la myélite et certaines formes de l'hystérie. Buzzard, *Maladies du système nerveux.*

déjà subi bien des traitements et qui se trouve à cette heure très améliorée par celui qui nous occupe, cela donnera une idée des sentiments de ces malades, sentiments qu'il est utile de connaître quand on leur donne des soins. Ce curieux morceau de poésie n'avait pas été écrit pour la publicité, on m'excusera de l'intercaler ici, mais il est propre à montrer les péripéties de semblables cas; c'est un dialogue supposé entre une malade et son médecin :

LA MALADE.

Enfin, docteur, parlez-moi franchement, en ami : n'est-il point quelque traitement que vous puissiez me recommander pour me délivrer d'un mal qui remplit ma vie d'angoisses et de chagrin?

LE MÉDECIN.

Il n'en est qu'un, Madame; oubliez votre mal, moquez-vous-en ; élevez votre esprit au-dessus de lui.

LA MALADE.

Permettez! j'ai pourtant suivi des ordonnances par centaines. L'une me prescrivit les promenades, l'exercice; une autre me condamna à garder la chambre. On m'électrisa jusqu'à me rendre plus malade; j'imaginai de monter à cheval et ne m'en trouvai pas mieux. J'allai aux eaux et mes maux s'en accrurent. Vous l'avouerai-je? je commence à croire que tout est inutile.

LE MÉDECIN.

Madame, continuez de le croire et ne faites plus rien.

LA MALADE.

Il est encore à découvrir, vous l'avouez donc, le remède qui me soulagera? Il doit pourtant y avoir un moyen de guérir tous les maux, bien que vous ne l'ayez pas trouvé dans vos drogues et vos pilules. Prêtez-moi vos livres : peut-être serai-je assez habile pour y lire ce qu'on n'a pas su y voir encore.

LE MÉDECIN.

Point ! vous n'avez qu'une seule planche de salut : faites des efforts, luttez contre vous-même.....

LA MALADE.

Hélas ! ce moyen-là j'en ai si souvent essayé ! mais en vain. Vous me dites de dominer mon mal, et c'est lui qui me domine. J'ai fait pour guérir tant d'efforts que j'en meurs.

LE MÉDECIN.

Faites-en davantage encore ! Quant à étudier votre maladie, gardez-vous-en bien ; tout ce que vous en liriez serait chose pernicieuse. Je vous le répète : il n'y a qu'un moyen : luttez, faites des efforts.

Et sur ces consolantes paroles, le docteur quitte sa malade en murmurant : « Pauvre créature ! elle a les nerfs malades ! »

Je pense que ces lignes donnent une juste idée des névropathies. Pour la plupart elles se produisent dans un faible organisme nerveux qui a été ébranlé par quelque secousse ou par quelque fatigue ; il est nécessaire d'employer des moyens rationnels pour remonter cet organisme et pour le rendre capable de nouveaux travaux. Il ne m'appartient pas de revendiquer pour le Dr Mitchell la priorité de son traitement, priorité contestée par quelques confrères, nous préférons lui laisser le soin de le faire lui-même. Je dirai cependant, après avoir étudié tout ce qui a été écrit sur ce sujet, que je ne trouve rien qui se rapproche du traitement systématique. Certains éléments du traitement ont été conseillés séparément, et employés avec plus ou moins de succès, tels que le massage et l'électricité sans l'isolement, ou l'isolement et un traitement moral seuls. Il en est ainsi à propos de toutes les découvertes : il n'y en a pas une seule, depuis les machines à vapeur jusqu'au chloroforme, dont on ne puisse dire que déjà on les avait entrevues, et les prétentions de Watt et de Simpson à l'originalité ne sont en réalité sujettes à aucune contestation. Aussi, s'il m'est permis de comparer les petites choses avec les grandes, il en est de même du traitement en question. Le Dr Ross de Manchester résumait bien la situation dans la discussion que j'avais soulevée au congrès médical de Worcester :

« Bien que le traitement de Mitchell ne soit pas nouveau si l'on considère que tous ses éléments ont été admis séparément dans la pratique, il est nouveau en ce qu'il les groupe et les combine. »

Remarques sur le traitement systématique de l'épuisement nerveux et de l'hystérie se rattachant aux affections utérines (1).

Je tiens à présenter au corps médical un mode de traitement de certaines formes graves et désespérées des troubles nerveux que rencontrent souvent ceux qui s'occupent des maladies des femmes. C'est dans l'étude d'un travail remarquable et intéressant du Dr Weir Mitchell de Phidadelphie intitulé « Fat and Blood and How to make them », que j'ai trouvé ce traitement. Il n'est donc pas de mon invention, j'ai simplement suivi les indications du Dr Mitchell, et j'ai obtenu des succès si merveilleux dans des cas invétérés et navrants qui avaient résisté à tout traitement, que je crois être utile à mes confrères en leur expliquant le traitement du médecin de Phidadelphie, qui est d'ailleurs basé sur une théorie certaine, et démontré par une observation clinique des plus minutieuses. Je publie ces notes avec d'autant plus de plaisir que le Dr Mitchell m'a prévenu qu'il n'avait pas ouï dire que ce mode de traitement eût été expérimenté en Angleterre, bien que fort connu en Amérique. — « Ici, m'écrivait-il, ce traitement a guéri des centaines de femmes et il est

____

(1) Voir *The Lancet*, 28 mai et 11 juin 1881.

mis en pratique par des médecins tels que Perry et Goodell avec une confiance qui augmente chaque jour. J'espère écrire un jour pour quelque journal anglais un résumé de cette méthode, mais il vaudrait beaucoup mieux que ce travail fût publié par un homme comme vous qui pourrait relater quelques cas de succès obtenus en Angleterre. »

En attendant le travail du Dr Mitchell qui sera plein d'intérêt, je puis du moins préparer la voie en publiant quelques cas où son mode de traitement m'a fort bien réussi, et il n'est point facile de classer ces observations dans un groupe déterminé. J'ai intitulé ces notes : épuisement nerveux et hystérie se rattachant aux affections utérines. Goodell, qui consacre dans ses leçons de Gynæcologie un chapitre particulier sur ce sujet, l'intitule : *Fatigues nerveuses* ou rapports des *neurasthénies* avec les maladies utérines. Les principaux symptômes que l'on doit traiter sont ceux qui se développent graduellement chez ces malades que l'on rencontre de loin en loin dans la pratique et qui ont déjà consulté médecins sur médecins. Le plus souvent elles ont déjà suivi toute espèce de médications utérines, locales et autres et sans aucun profit, jusqu'au jour où, confinées au lit ou à peu près, elles cherchent un peu de calme dans le chloral et la morphine. Étiolées et épuisées, elles deviennent un vrai fardeau pour elles-mêmes et pour leurs familles. Dans la plupart de ces cas, il y a ou il y a eu réellement une affection utérine. On ne m'accusera pas d'une tendance à diminuer l'influence des troubles utérins locaux sur la santé générale. — Dans beaucoup de ces cas les phénomènes ont marché beaucoup plus loin et ils sont tout à fait hors de l'atteinte d'un traitement local. La douleur lombaire, la leucorrhée, la difficulté à la marche, l'irrégularité des époques qui accompagnent les affections locales, ont fini par produire un désordre général, qui s'étend à toutes les fonctions. Le système nerveux est gravement altéré, le sang

est appauvri, et la nutrition générale est tout à fait in-
complète.

Je n'ai pas la prétention d'expliquer ici la pathologie
générale de ces états, mais seulement d'en décrire une espèce facile à reconnaître. On rencontre deux ou trois
symptômes principaux, tels que la déperdition des tissus
graisseux concordant avec l'anémie. La malade perdant
graduellement tout appétit se trouve incapable d'absorber
une quantité suffisante de nourriture, et en prend juste
assez pour entretenir la vie. — Avec cela on rencontre des
phénomènes de dyspepsie exagéré par la fâcheuse habitude de combattre la douleur avec le chloral ou la morphine ou avec les stimulants. La malade abandonne dès
lors tout exercice, se renferme à la chambre et même au
lit. Un autre groupe de phénomènes apparaît bien vite.
Ce sont ceux qui touchent au moral de la malade qui devient irritable, nerveuse, affamée de sympathie. — Ces manifestations prennent de telles proportions parfois que tout
l'entourage de la pauvre malade devient la victime de son
égoïsme maladif.

Il n'est pas de praticien qui n'ait rencontré de semblables cas, et qui ne connaisse les essais infructueux
que l'on a faits avec les toniques, l'hydrotherapie, et cent
autres médications aussi inutiles les unes que les autres.

C'est alors que le traitement du Dr Mitchell est applicable,
et il est basé sur une théorie tout à fait physiologique et
raisonnable, celle d'éloigner la malade des conditions
morales nuisibles dans lesquelles elle a vécu, tout en re-
nouvelant ses forces vitales par une nourriture excessive
qui ne serait pas absorbée dans l'état habituel, mais qui
peut l'être à l'aide d'un exercice musculaire passif, obtenu
par l'emploi systématique du massage et de l'électricité.
Au premier abord, ceci paraît peut-être chimérique. Et si
je n'avais pas constaté les merveilleux résultats obtenus
par cette application, je serais aussi sceptique qu'un autre

sur sa valeur. Je citerai les quatres premières observations où j'employai la méthode de Mitchell. Chacun de ces cas était désespéré et dans chacun on avait vainement employé toute espèce de traitement. Je crois que ces simples observations, que je n'ai pas choisies mais qui sont les premières que j'aie pu recueillir, constituent une base expérimentale sérieuse pour le traitement. Je commencerai par décrire le modus faciendi, qui n'est autre que celui indiqué par Mitchell.

Je serai très bref et je renverrai ceux qui veulent expérimenter eux-mêmes au livre du Dr Mitchell; ils y trouveront des détails complets qui leur serviront de guide. L'ensemble du traitement comprend quatre principaux éléments.

I. *L'isolement et le repos.* — Un élément très important du traitement, et que je considère comme indispensable, consiste dans l'isolement complet de la malade sous la surveillance d'une garde intelligente, et dans l'éloignement du milieu où elle s'était peu à peu créé des habitudes d'infirme. — Il est presque impossible de prendre l'influence morale nécessaire pendant que la malade reste entourée des sympathies et des dévouements mal raisonnés de son entourage. C'est un point qui demande un grand effort pour obtenir le consentement des malades et de leur entourage qui ne voient là qu'un moyen étrange et rigoureux. Je ne pense pas qu'on puisse accepter aucune transaction à cet égard, et s'il est tout à fait impossible, pour des raisons d'intérêt, d'éloigner la malade de chez elle, il faudra du moins exiger *absolument* qu'elle soit confinée dans une chambre avec sa garde et qu'elle ne reçoive que la visite de son médecin. — L'expérience du Dr Mitchell est à cet égard très convaincante. « J'ai souvent, dit-il, essayé de soigner ces malades chez elles, et de les y isoler, mais je l'ai rarement fait sans me promettre de ne plus jamais compliquer mon traitement de pareils embarras. Quand vous aurez séparé la malade de son milieu, vous aurez obtenu un changement qui par lui-même aidera beaucoup au traitement consécutif. »

La première chose à faire consiste à mettre la malade au repos et au lit. Ce repos absolu ne sera que temporaire, jusqu'à ce que la nutrition soit améliorée et que de nouveaux tissus soient formés par les procédés que nous décrirons. Je ne puis dans ce court exposé suivre Mitchell dans ses explications sur la valeur de ce moyen. — Mais outre l'avantage physique que retirent les malades qui souffrent de la moindre fatigue, il y a un avantage moral : « la malade passe d'une vie où les heures étaient employées à absorber des médicaments, où elle était entourée de sympathies préjudiciables, dans un calme où tout cet contrôlé et régularisé, avec une simple garde, privée de drogues, assujettie à un régime sévère. » Comme règle, ce repos au lit est continué durant la majeure partie du traitement variant de six à huit semaines. Au début le repos sera absolu et la malade ne sera autorisée à se lever que pour satisfaire à ses besoins. — On ne permettra ni lecture ni couture ; il y a réellement tant à faire avec le massage, l'électricité, la nourriture, que le traitement devient moins ennuyeux qu'on se l'imagine. Mais la monotonie de la vie, et l'accroissement des forces qui accompagne l'amélioration tendent à donner aux malades plus de fermeté dans la volonté pour rompre avec leurs habitudes d'invalides quand elles trouvent l'occasion favorable pour faire un effort. On diminue progressivement le temps du repos, et petit à petit on arrive à asseoir les malades durant des heures, si bien qu'à la fin de la cure elles ne restent dans leur lit que 3 ou 4 heures chaque jour.

II. Le *massage*, combiné avec la faradisation constitue la partie vraiment importante du traitement. Il consiste dans une friction systématique et dans l'exercice de tous les muscles des extrémités et du tronc, d'abord durant une demi-heure environ deux fois par jour, et peu après durant une heure et demie au moins, matin et soir. La circulation cutanée, est par ce moyen améliorée, et les muscles sont exercés sans dépense des forces nerveuses. Une grande habitude est nécessaire pour pratiquer le massage avec succès. Aussi, bien que les gardes-malades aient pleinement réussi dans une ou deux de mes observations, je crois qu'il est préférable d'avoir des masseuses.

On trouve dans le livre de Mitchell de longs détails sur la meilleure méthode d'exercer les différentes régions musculaires et les articulations.

Il est étonnant de voir combien les malades arrivent vite à trouver agréables ces manipulations, qui sont pénibles au début. Toute sensibilité locale disparaît bien vite, et l'on ressent une sensation agréable de fatigue suivie d'un sommeil restaurateur.

J'ai observé dans deux cas que l'abdomen, surtout aux régions ovariques, était si sensible que les malades s'évanouissaient presque au moindre toucher; mais après peu de temps, elles supportaient fort bien le massage.

III. L'*Électricité* constitue un très bon moyen d'exercer le système musculaire. On applique les courants interrompus deux fois par jour pendant une demi-heure ou trois quarts d'heure. Ici, il faut également une certaine habileté, mais après quelques leçons le praticien pourra confier le maniement de la batterie à la garde-malade. Les tampons terminés par des éponges humides sont appliqués sur les muscles à une distance de $0^m,15$ l'un de l'autre environ; on les déplace lentement jusqu'à ce que les muscles se contractent librement.

On commence par les pieds et l'on électrise tout le corps, sauf la tête. Évidemment ce traitement est un peu douloureux et désagréable, mais il est d'une utilité indiscutable, surtout dans les cas comme ceux que nous allons relater, où il existe une paralysie de longue date et une atrophie consécutive du système musculaire.

IV. *La diète et le régime* forment la partie la plus importante et la plus caractéristique de la cure. Il est surprenant de voir comment une malade pâle, anémique et épuisée, ne prenant presque pas de nourriture, peut arriver à absorber et à digérer une quantité de nourriture qui paraît invraisemblable pour ceux qui n'ont pas observé le fait; de telle façon que ces malades gagnent en embonpoint, en force et en poids si précipitamment que le changement est sensible de jour en jour.

La première chose à faire, dès que la malade est isolée avec sa garde et avant de commencer le massage, consiste à lui prescrire du lait que l'on donnera toutes les trois heures. D'abord 10 à 12 centilitres pour chaque repas; après deux à trois jours la quantité est élevée à 25 à 30 centilitres, si bien qu'après trois ou quatre jours la malade absorbe de deux litres et quart à trois litres et demi de lait en 24 heures.

Les malades n'ont pas de difficulté à prendre cette quantité, et si elles souffrent de dyspepsie, comme cela arrive souvent, ce n'est qu'au début du traitement. Après les deux premiers jours, quand la digestion est établie, on commence le massage et on augmente en même temps la quantité de nourriture, en commençant par du pain, du beurre, un œuf, ou quelque chose d'analogue pour le déjeuner. Alors après un jour ou deux, on permettra vers le milieu de la journée une côtelette bien cuite, avec quelques légumes. En allant progressivement, on pourra donner après dix ou quinze jours trois repas complets chaque jour, entre les repas de un à deux litres de lait par petites doses; plus une grande quantité de bouillon de bœuf fait d'après une recette que Mitchell donne dans son livre. Ces grandes quantités de nourriture sont absorbées sans la moindre difficulté.

Je copie ici les prescriptions de nourriture que je fis durant 14 jours pour une de mes malades qui avait été alitée durant plusieurs années pendant lesquelles elle n'absorbait presque rien, ne prenant souvent qu'un demi-verre de lait en 24 heures et ne prenant qu'une fraise à la fois comme si cela eût constitué un repas trop abondant pour elle.

Nous commençâmes le traitement le 16 octobre avec 27 centilitres de lait toutes les 3 heures.

Le 30 octobre elle absorbait avec appétit, — à 5 heures du matin près d'un litre de bouillon ; à 8 heures une tasse de café, à 9 heures un potage avec 13 centilitres de crème et un verre de lait. — A midi et demie du lait, à 1 heure et demie du merlan, du pain et du beurre, un rumpsteack, une omelette, du chou-fleur et un verre de lait. A 4 heures du lait ; à 5 heures du lait, pain et beurre ; à 7 heures du poulet, du chou-fleur, du poisson frit, une pomme, de la crème et un verre de bourgogne ; à 9 heures et demie du lait, à 11 heures du bouillon gras. La quantité de lait absorbée entre 8 heures du matin et 9 heures et demie du soir était de deux litres et quart. Ce n'est pas là un cas exceptionnel. J'ai suivi la même marche dans tous les cas que j'ai traités et toujours avec le même succès. On rencontre certainement quelques difficultés, et j'ai vu se produire une fois des nausées, de l'oppression après cette abondante nourriture ; mais je l'attribuais plutôt à la cessation brusque des injections hypodermiques de morphine dont la malade avait l'habitude, qu'à l'excès de nourriture. En tous les cas si une indigestion survient, le mieux est de revenir temporairement au lait seul pour un jour ou deux.

Je n'ai fait qu'esquisser les principes du traitement. Les observations des cas où je l'ai conseillé avec succès feront mieux apprécier les résultats.

Ire *Observation.* — Je fus appelé l'an dernier dans les premiers jours d'octobre auprès d'une dame de 33 ans. Mariée à 22 ans, elle avait souffert, depuis la naissance de son dernier enfant, d'une série de désordres utérins que son médecin habituel me décrivait sous les noms de périmétrite, d'ulcération, et d'endométrite. Peu après la mort de son mari en 1876, ces divers désordres se compliquaient d'un abcès de la région pelvienne qui s'ouvrait d'abord à travers la vessie et ensuite à travers le vagin. — La paralysie vésicale suivait immédiatement la présence du pus dans les urines, et dès lors il fallait recourir au sondage.

Bientôt après survenait la paralysie complète des membres inférieurs, qui débutait par le membre droit. La malade ne pouvait pas même fléchir les orteils, ni prendre appui sur ses jambes fléchies pour se soulever dans son lit. Vers la fin de 1877 la malade, après avoir éprouvé de vives douleurs dans la nuque et dans les muscles, commença à perdre les mouvements du bras gauche et ceux de la région cervicale, si bien qu'elle était complètement immobile dans son lit n'ayant absolument plus que l'usage de son bras. Jusqu'à cette époque l'abcès du bassin continuait à se vider à travers le vagin et parfois à travers la vessie. Mais dès lors cette complication disparut et on ne rencontra plus de symptômes se rattachant aux lésions de l'utérus. — L'état général restait déplorable malgré une médication très appropriée. — On consulta de temps à autre plusieurs de nos plus éminents praticiens : tous reconnurent les caractères de l'hystérie ; mais tout traitement resta infructueux, l'anorexie était presque complète, la quantité de nourriture était tout à fait minime. Grâce à cette difficulté de se nourrir, grâce au repos forcé au fond d'un lit durant quatre années avec une paralysie presque générale, grâce à l'usage du chloral pris pour obtenir du sommeil, il ne restait qu'une ombre d'une forte et belle femme. En octobre 1880 son médecin habituel fut assez bon pour la conduire à Londres pour y faire l'essai du traitement de Weir Mitchell. Ses amis l'installèrent avec beaucoup de soins sur des coussins dans un wagon-salon, si bien qu'elle put éviter toute secousse, la plus légère produisant de grandes douleurs. — Deux jours après son arrivée, nous la vîmes avec mon ami le Dr Buzzard. Après un examen sérieux, aidés des courants électriques, nous pûmes nous convaincre que la contractilité de tous les muscles affectés était normale et qu'il n'y avait là qu'une *paralysie fonctionnelle*. Je ne pouvais pas retrouver les symptômes de l'abcès pelvien, l'utérus étant parfaitement mobile et apparemment sain. Nous commençâmes le traitement le 16 octobre, la malade fut isolée dans un appartement avec une garde de mon choix. Ce fut là l'unique difficulté, car elle éprouva un profond chagrin en se séparant de la garde qui l'avait soignée si longtemps. Je ne permis aucune visite de ses amis. Il me semble inutile de décrire les détails du traitement dans ce cas et dans les suivants; j'indiquerai simplement les progrès rapides que nous pûmes constater.

Octobre, 16. La malade prit en 24 heures 687^{gr}50 de lait en plusieurs fois. Le 17, 1,562^{gr},55 de lait; — le 18, même quantité de lait; massage durant une demi-heure; le 19 lait, id.; pain, beurre et œuf; massage durant une heure et demie; vingt gouttes de fer dialysé, deux fois par jour; le 21 une côtelette de mouton en plus; massage 1 heure et 50 minutes. Pour la première fois depuis quatre années l'émission des urines se fit naturellement, et dès lors on n'eut plus recours au sondage. — Le chloral est supprimé, et la malade dort toute la nuit. Le 23 j'ajoutai au régime un potage et 13 centilitres de crème. Massage de 3 heures chaque jour et séance d'électricité d'une demi-heure. — Deux fois par jour de la maltine. 30 octobre, trois bons repas par jour, — poisson, viande, légumes, crème et fruits, plus deux litres 28 centilitres de lait et deux verres de bourgogne. La malade a repris une grande force dans les jambes qu'elle remue librement dans son lit.

Novembre, 6. La malade reste assise sur sa chaise une heure; diminution progressive du massage et de l'électricité ainsi que de la quantité de nourriture.

Novembre, 17. Descente des escaliers et promenade en voiture, sorties continuées dès lors tous les jours dans une chaise roulante, la malade a pris beaucoup d'embonpoint et semble une toute autre femme que lors de son arrivée.

Novembre, 26. Départ pour Brighton où elle va passer sa convalescence, et le 11 décembre elle venait me voir de son propre mouvement en prenant un fiacre à la gare, et retournait le même soir à Brighton. Depuis lors elle est restée parfaitement bien et a repris ses devoirs de femme du monde.

J'observai dans ce cas un phénomène que je ne saurais expliquer soit : la formation au devant des jambes de deux sacs s'étendant de la rotule au milieu du tibia et contenant plus d'un demi-litre d'un liquide très fluide; comme il n'y avait pas d'élément de douleur, je ne m'en inquiétai pas, et ce liquide disparut de lui-même.

IIᵉ *Observation*. — En mai 1880, je voyais avec le Dʳ Julius d'Hastings une demoiselle de 31 ans. Jusqu'à 26 ans elle avait joui d'une santé parfaite. Dès cette époque elle dut soigner sa mère et abusa de ses forces. Alors commencèrent une série de souffrances; douleurs dans les reins, difficulté à se tenir debout et à marcher; troubles menstruels; enfin les symptômes habituels utérins. — La malade avait l'habitude d'aller au bord de la mer pour y chercher un peu de soulagement; mais en octobre 1879 elle dut s'aliter complètement. Le moindre effort pour marcher ou pour se tenir debout réveillait des douleurs violentes dans les reins et dans les côtés; elle se confina dans son lit ou sur sa chaise longue; l'appétit était disparu, il y avait des nausées persistantes; le chloral et la morphine seuls produisaient quelque soulagement. On tenta en vain de la sortir de là, son médecin habituel avait reconnu une rétroflexion, mais les pessaires ne restant pas en place plus d'un jour, il soupçonnait qu'elle les déplaçait elle-même. Je ne pus que confirmer le diagnostic qui avait été porté, et le pessaire que j'introduisis se déplaça également. Comme elle allait de plus en plus mal, le Dʳ Julius l'envoya à Londres pour y suivre le traitement dans les premiers jours de décembre. Je la décidai à suivre notre cure dont je ne connaissais par les effets lors de ma première visite, en mai.

Nous le commençâmes la 11 décembre, et tout alla pour le mieux. Après une semaine, comme son attention était toute fixée sur son régime, j'introduisis un pessaire à tige, bien que je m'en serve rarement, mais elle était au repos complet et aucun pessaire de Hodge n'avait pu tenir en place. Je ne crois pas que la rétroflexion ait un grand rapport avec la maladie, sauf peut-être au début, et probablement elle aurait aussi bien guéri sans aucun traitement local. La malade reprit très vite des chairs et des forces. Je supprimai bientôt chloral et morphine sans qu'elle y eût de nouveau recours.

Le 11 décembre, au début du traitement elle pesait 48^k,025,
Le 20 janvier elle pesait 53^k,443.

Le 28 elle descendait les escaliers et fit un tour en voiture; dès lors elle sortit deux fois par jour. Elle ne se plaignait d'aucune douleur malgré le pessaire, ce qui indiquait bien qu'elle n'avait aucun phénomène du côté de l'utérus.

Le 1er février elle allait au bord de la mer, en bonne santé; de là elle rentrait à sa campagne où elle est parfaitement bien. — Elle vint me voir il y a peu de jours malgré un long voyage en chemin de fer et m'annonça son prochain mariage.

IIIe *Observation.* — Le cas suivant diffère des deux premiers en ce que la malade n'était pas dans un état d'extrême prostration nerveuse comme les autres. Elle n'était pas non plus émaciée et pouvait absorber une grande quantité de nourriture.

C'était un cas franchement hystérique et des plus graves, et sa guérison est due spécialement à l'isolement et à l'influence morale que nous prescrivîmes. C'est en hésitant que j'entrepris son traitement et je le rapporte surtout pour montrer combien de semblables cas sont influencés par un besoin *maladif de sympathies et peuvent être améliorés quand cette sympathie n'est à pas leur portée.*

Madame***, âgée de 26 ans, me fut envoyée d'une de nos colonies avec l'historique suivant. Elle avait eu de mauvaises couches suivies d'accablement, de douleurs lombaires et d'autres symptômes d'affection utérine. Elle avait été soumise par différents médecins à plusieurs traitements locaux : application de pessaires, cautérisation et autres remèdes analogues, dont la plupart avaient eu à mon avis un effet funeste. Je ne découvris aucune affection utérine exigeant un traitement local, bien qu'il ait pu en exister antérieurement. — J'extrais du long rapport que m'avait envoyé le médecin traitant le compte rendu des phénomènes nerveux qu'il avait observés. « Ses membres inférieurs sont presque paralysés, ou pour mieux dire ne fonctionnent plus sous le contrôle de la volonté. Elle peut parcourir une courte distance en chancelant, mais après quelques pas les genoux fléchissent tout à coup et elle tombe. Quand elle est tranquillement assise, ses mains sont fréquemment affectées de légers spasmes, les lèvres et les sourcils ont des contractions nerveuses.

« Chaque période menstruelle est précédée de violentes attaques hystériques. Elle entre alors dans de violentes convulsions, et l'abattement consécutif a été parfois tellement fort que je ne pouvais retrouver le pouls. ˉLes attaques surviennent également, après la plus légère excitation. » Quand la malade entra dans mon cabinet, bien que soutenue par son mari, elle tomba six fois à terre en essayant de marcher dans la chambre, et ce fut ainsi que je fus informé qu'elle n'avait pu marcher depuis deux ans. Je reconnus bien vite le type hystérique de ces symptômes, mais j'eus beaucoup de peine à amener la malade à se soumettre au traitement que je lui proposais ; surtout à se séparer de son mari qui l'avait constamment veillée et soignée avec un résultat déplorable. A peine avait-elle commencé le traitement depuis 24 heures qu'elle eut une violente crise hystérique, qui céda cependant bien vite devant ma proposition de renvoyer la garde et de ne plus m'occuper d'elle. Durant dix jours tout alla bien, la nourriture fut prise en abondance et nous pouvions constater une augmentation d'embonpoint et de poids. La faradisation ramena un second paroxysme d'excitation, la malade écrivait à son mari des lettres suppliantes, disant qu'elle devenait folle, et qu'elle ne pouvait supporter l'électricité. Suivant mon avis, il eut le bon sens de lui répondre qu'il était bien décidé à arrêter le traitement comme elle le désirait, mais qu'il lui laissait la responsabilité d'une semblable décision. J'informai alors la malade que j'appliquais l'électricité pour fortifier ses membres affaiblis, et que je suspendrais ce traitement le jour où je la verrais descendre les escaliers sans tomber. Cette dame logeait à près de 1500 mètres de ma maison, et à ma grande surprise le lendemain de cette crise elle vint à ma consultation après s'être levée et habillée elle-même. Elle avait parcouru ces 1500 mètres sans aucune aide et sans tomber.

Depuis lors elle a quitté la ville parfaitement guérie, et elle m'informait il n'y a que quelques jours qu'elle allait visiter le continent.

Il est clair que dans ce cas le massage, le régime et l'électricité ont eu seulement un effet secondaire comme étant très désagréables à la malade.

Le facteur principal était l'éloignement d'une sympathie non raisonnée; mais le cas me semble intéressant en montrant ce que peut un grand effort pour rompre avec les habitudes d'un caractère maladif, et l'importance qu'il y a à tenter de réveiller une volonté affaiblie.

IV° *Observation*. — Ce cas est un type de l'affaiblissement nerveux qui peut compliquer les maladies utérines. La malade me fut adressée par le Dr G. Kidd de Dublin qui m'a autorisé à le publier. Elle avait été longtemps sous ses soins et sous ceux du Dr M. Clintock; le nom de cés deux grands praticiens indique suffisamment qu'on avait fait pour elle tout ce que pouvait suggérer la science thérapeutique. Cette demoiselle âgée de 45 ans n'avait jamais été très forte, mais elle n'était alitée que depuis 1872. Le Dr Kidd m'envoyait ainsi son observation :

« Mademoiselle a été complètement infirme depuis plusieurs années. Elle souffre de douleurs intenses durant ses époques, et d'une douleur continue du côté gauche et dans les reins, s'irradiant dans la cuisse et la jambe gauche; toute force musculaire a disparu du même côté. Je constatai il y a quelques années la présence d'une tumeur fibroïde sous-péritonéale partant du côté gauche de l'utérus; le pédicule était assez long pour en permettre les mouvements. Spencer Wells enleva cette tumeur, mais les douleurs du côté gauche, comme celles des époques persistèrent. La tumeur s'est reproduite à la même place, elle a atteint presque le même volume que la première fois, c'est-à-dire 0,038 mill. de diamètre. Toutes les muqueuses sont délicates; elle éprouve parfois de l'endométrite, de la vaginite ; elle souffre beaucoup de prolapsus du rectum et d'hémorhoïdes.

L'irritabilité du caractère est exagérée par la vie d'isolement que mène la malade et par les injections de morphine dont elle use contre ses douleurs. » Je compléterai cet historique par le passage d'une lettre où la malade décrit elle-même l'état de son nervosisme : « Je pourrais difficilement vous dépeindre mon état de souffrances et d'accablement; j'ai été réduite depuis des années à une vie tout à fait sédentaire, je suis presque toujours au lit, car c'est la position qui m'est le moins pénible. Je souffre horriblemeut dans le dos, je ressens excessivement mes douleurs. Je passe des nuits sans repos; la douleur s'augmente souvent alors, j'éprouve toujours un sentiment de grande lassitude. »

Je trouvai cette femme pâle, anémiée, tout à fait épuisée, et ayant une nutrition très appauvrie. Dépourvue d'appétit, elle ne mangeait presque pas ; un morceau de pigeon, et une demi-tasse de pain et de lait constituaient tout ce qu'elle prenait en 24 heures. Elle réclamait la morphine dont sa femme de chambre lui injectait 4 gouttes 10 fois par jour, quelquefois plus encore. Outre cela elle buvait des solutions de morphine et de chloral deux fois par jour. Je constatai comme Kidd le fibroïde implanté à la partie postérieure du col. Elle portait un pessaire de Hodge qui semblait la soulager. Le cas était assez grave pour tenter avec quelques craintes notre traitement, d'autant plus qu'il existait une tumeur qu'on ne pouvait opérer. Je fus cependant encouragé en remarquant qu'il n'y avait rien dans la présence du fibroïde qui expliquât de pareilles douleurs; on rencontre en effet beaucoup de femmes affectées de semblables tumeurs qui n'éprouvent pas de souffrances. J'espérais réveiller l'énergie vitale en supprimant dès l'abord la morphine. Je renvoyai avec son consentement sa garde, et je l'isolai avec une nouvelle femme. Durant la première quinzaine tout alla mal, il était impossible de lui faire prendre la nourriture prescrite, l'estomac ne pouvant la tolérer; l'insomnie augmentait au lieu de diminuer.

Le moral était très déprimé; elle pleurait constamment et déclarait qu'elle ne pouvait supporter le traitement. La suppression des injections de morphine avait amené des vomissements intenses qui durèrent une fois toute la nuit, et que la reprise de la morphine calma de suite. J'étais aussi inquiet que la malade sur la réussite du traitement, et je me disposais à le discontinuer. Comparant mes résultats antérieurs dans des cas analogues, je me demandais s'il n'y avait pas de la faute de la garde, femme aimable mais n'ayant pas l'énergie nécessaire dans un cas aussi grave et passant tous les caprices de la malade. Je la remplaçais par celle qui avait soigné ma première malade et qui avait toute ma confiance.

Dès lors la scène changea au gré de mes désirs. La nourriture fut bien supportée et après dix jours la malade prenait ses trois repas par jour; du lait et du bouillon avec plaisir et avec appétit. Elle dormait toute la nuit et commençait à reprendre des chairs. J'ai la conviction que la première garde pratiquait mal le massage, qu'elle n'exerçait pas les muscles et que partant la nourriture ne pouvait être assimilée. Il était vraiment étonnant de voir, après une semaine de soins d'une nouvelle garde, combien la malade était remontée, presque gaie et pleine d'espoir. Je diminuai progressivement les injections; en quinze jours nous supprimions tous les sédatifs et dès lors la malade ne les réclama plus. Les progrès étaient surprenants.

La vie d'isolement qu'elle avait menée durant des années l'avait rendue très timide; elle ne pouvait se faire à l'idée de voir un étranger. Chaque pas qu'elle faisait vers la guérison était pour elle une cause d'appréhension, et j'eus beaucoup de peine à l'engager à descendre, à sortir. Je lui conseillais de s'installer dans un de nos plus grands hôtels pour la forcer à rompre avec ses habitudes. Bientôt elle put se dominer, descendre à table d'hôte et au salon, promener en voiture et aller à l'église. Elle semble rajeunie de vingt années et ses amis peuvent à peine la reconnaître. — Durant le dernier mois de sa maladie elle ne m'a jamais plus parlé de ses douleurs utérines, et je me gardais bien de l'interroger à cet égard. Elle est maintenant partie avec une simple femme de chambre à travers l'océan Atlantique pour visiter la chute du Niagara. Je ne saurais mieux finir cette observation qu'en ajoutant ici un passage de la lettre qu'elle m'écrivait en quittant Londres.

« Personne ne voudra croire à votre traitement. Je l'ai cessé il n'y a que quelques jours. Ses résultats sont merveilleux et parlent d'eux-mêmes. Mon frère que je voyais hier pour la première fois me disait que j'étais un miracle vivant, je ne me reconnais pas moi-même, bien que j'éprouve parfois un sentiment d'effroi. J'ai une toute autre puissance de volonté et ma vie a complètement changé d'aspect » (1).

Je crois que ces observations suffisent pour montrer que

______

(1) Cette malade écrivait ces lignes il y a dix-huit mois, depuis lors elle voyage et se trouve fort bien.

l'on peut arriver à guérir par une cure raisonnée, des cas jusque-là réputés comme incurables. On ne peut pas espérer d'obtenir toujours d'aussi beaux résultats que ceux que je viens de signaler. — Il ne faut pas oublier qu'on a plusieurs facteurs dans les mains et qu'ils ne conduisent pas toujours tous aux résultats espérés.

On aura aisément un succès négatif si le médecin ou mieux encore si la garde ne réussit pas à prendre une influence morale sur la malade, tout en lui inspirant une confiance parfaite.

J'ai signalé dans la quatrième observation le manque d'influence de la garde, et je serais porté à croire qu'une femme intelligente, pleine de tact et d'adresse, bonne mais ferme, est certainement la première garantie de succès. — Je sais bien qu'on ne trouve pas aisément de telles gardes. — On peut espérer d'obtenir une guérison complète, ou tout au moins une grande amélioration. Au cas ou on ne réussirait pas, il ne peut se produire aucun accident, je suis donc bien convaincu que Mitchell a rendu un grand service à la pratique médicale en introduisant ce mode de traitement. Puissé-je décider beaucoup de nos confrères à l'essayer ! Le traitement est très fatigant et demande de grands soins et beaucoup de patience; mais on ne saurait penser à cela dans des cas aussi désespérés.

Nouvelles remarques sur le traitement systématique de l'épuisement nerveux et de l'hystérie se rattachant aux affections utérines.

Je publiais dans la Lancet du 28 mai et du 11 juin derniers quelques considérations sur ce sujet ; je rapportais quelques observations pleines d'intérêt, de neurasthénies apparues à la suite d'affections utérines, et parfaitement guéries par le traitement du Dr Weir Mitchell de Philadelphie. Connaissant combien ces cas sont embarrassants pour les médecins, je ne m'étonne pas de voir l'attention de beaucoup de praticiens se porter sur ces observations. Quelques-uns ont eu l'amabilité de me communiquer plusieurs cas analogues de cette maladie ; j'ai eu depuis six mois bien des occasions d'étudier avec soin cette question, et ma confiance dans le traitement du D*r* Weir Mitchell n'a fait qu'augmenter. Ce traitement est un *aide* puissant dans le traitement de certaines maladies des femmes, qui sont compliquées, quant à leurs causes. Les symptômes généraux tels que l'affaiblissement nerveux, l'amaigrissement, l'insomnie, l'hystérie et autres, sont tellement associés à l'affection utérine locale, qu'il serait peu pratique de ne s'occuper que de l'une en négligeant les autres. Je tiens à bien faire comprendre que je n'attribue pas une confiance exclusive au traitement général, et que je ne repousse pas le traitement local dont personne plus que moi n'apprécie les bons effets. Les gynécologistes expérimentés admettent que dans les cas qui nous occupent, les affections locales, bien que fort importantes en elles-mêmes, conduisent à des désordres généraux de tout l'ensemble de l'organisme, désordres que l'on ne saurait guérir par le simple traitement local. C'est l'élément névropathique qui finit par dominer ; il arrive fréquemment que les traitements locaux trop modifiés suivant les différents médecins que consultent les malades, finissent par produire une action déplorable. Notre méthode de traitement n'exclut pas le traitement local s'il est réellement indiqué. Au contraire il est très facile de l'appliquer, la malade étant condamnée au repos complet. Je dirai quelques mots de mes observations personnelles déjà assez nombreuses pour servir à ceux qui ont des cas analogues dans leur pratique.

J'insiste surtout sur ce point, qu'il faut bien choisir les cas que l'on doit traiter. Le D*r* Coghill s'exprimait ainsi au congrès de l'Association médicale de Ryde : « Il me semble que le traitement systématique des troubles nerveux, que Mitchell de Philadelphie applique avec tant de succès, et qui a donné au professeur Playfair les résultats si heureux qu'il nous a fait connaître, pourra quelquefois éviter aux malades l'opération de Battey. » En pareil cas une erreur de diagnostic sera certainement suivie d'insuccès.

Si un cas est purement nerveux, il ne peut point être question d'opération. Si d'autre part il existe une désorganisation dans les ovaires, l'essai de notre traitement sera infructueux. — J'ai vu un cas semblable chez une dame qui m'avait été envoyée de Northumberland pour suivre notre traitement.

Cette malade était confinée au lit ou à la chaise longue depuis des années par des douleurs atroces dans la région pélvienne. Les ovaires étaient gonflés, excessivement sensibles au toucher. — Je jugeai de suite que ce n'était point là un cas où nous pouvions appliquer notre traitement, les douleurs étant bien réelles, et dues à une lésion organique. Je consentis, sur la demande de la malade, à lui faire suivre le traitement durant un mois. La nutrition fut de beaucoup améliorée, mais les douleurs persistèrent : convaincu que l'opération était nécessaire, je pratiquai l'ovariotomie. Les deux ovaires étaient complètement *désorganisés* et leurs parties inférieures étaient recouvertes d'adhérences.

Bien que le succès ne date pas d'assez longtemps, je le considère comme très satisfaisant.

Évidemment on ne peut guérir par notre traitement aucun cas de cette nature. Mais le diagnostic n'est pas toujours très facile pour se décider de suite à l'opération.

Le traitement ne saurait avoir aucun effet dans les cas compliqués d'affections mentales ; je n'ai pas une expérience très grande pour me prononcer à ce sujet. J'ai cependant rencontré deux malades chez qui dominait une espèce de mélancolie et chez lesquelles le traitement fut plus nuisible qu'utile.

Les cas les plus favorables sont donc bien ceux où les malades sont depuis longtemps couchées, amaigries, et tout à fait invalides, ou bien celles chez qui domine l'hystérie avec ses simulations, et qui imposent tous leurs caprices ou leurs fantaisies à la sympathie aveugle de leur entourage. Il est inutile de citer une série d'observations, je publierai simplement les suivantes qui se rattachent à la classe des affections hystériques liées à une affection utérine. Ces deux malades furent soumise durant des années à toutes sortes de traitement et sans le moindre soulagement.

Je cite les passages des lettres que j'ai reçues concernant ces malades afin qu'on ne m'accuse pas d'exagération.

Ire *Observation.* — Le 10 septembre un monsieur me consultait pour sa femme; il avait entendu parler de mes premières publications sur mon traitement par un de ses parents qui est un des premiers médecins de Londres. Cette femme âgée de 55 ans avait passé dix années de sa vie aux Indes. A l'âge de 30 ans elle était épuisée par une série de fausses couches, et dès lors sa santé était restée mauvaise. Le mari m'écrivit en me demandant un rendez-vous. « Je veux vous donner un petit compte rendu de cette maladie. Nous sommes mariés depuis 34 ans. Ma femme a passé les 20 dernières années dans son lit ou sur sa chaise longue. Elle ne peut pas même se tenir debout ni s'asseoir sans éprouver une grande douleur dans le dos. Dénuée de toute force, elle souffre de névralgies incessantes; son caractère est devenu très difficile. L'épine dorsale est déformée, il n'y a pas le moindre symptôme de paralysie.

« Elle n'use ni de morphine ni d'aucun narcotique. — Elle ne prend, comme tonique, que deux verres de vin par jour. Tous les médecins qui l'ont examinée déclarent qu'il n'y a là que de l'hystérie. »

Malgré la gravité d'une telle situation, je me décidai à

essayer le traitement. La malade fut isolée dans un apparte-ment. Je trouvai la malade dans son lit appuyée sur une quantité de petits coussins de toute espèce et dans un état d'émaciation que je ne pourrais décrire. C'était un véritable squelette. Quoiqu'elle fût assez grande (5 ^{pieds} 5), elle ne pesait que (60^k,15) et je pouvais parfaitement prendre entre mes doigts la partie la plus large de son mollet. L'incurvation de l'épine dorsale n'existait qu'en apparence, les vertèbres étant devenues très saillantes par le fait de l'amaigrissement. Je ne constatai aucune lésion organique; l'appétit avait disparu, et la nourriture consistait en un peu de lait et quelques bou-chées de pain.

Dès le début l'amélioration de la malade fut assurée et gra-duelle; son l'embonpoint se développait à vue d'œil. Après une dizaine de jours toutes les névralgies, et les douleurs lombaires disparurent; petit à petit tous les coussins devinrent inutiles. — Il est curieux de se rendre compte de la quantité d'aliments qu'absorbait après dix jours cette malade qui pendant vingt ans ne prenait pour ainsi dire pas de nourriture.

A 6 heures du matin 312 grammes de bouillon; à 7 heures une tasse de café; à 8 heures un potage, 13 centilitres de crème, un œuf à la coque, trois tartines de pain et de beurre et du cacao; à 11 heures 300 grammes de lait; à 2 heures 500 grammes de viande, des pommes de terre, des choux-fleurs, une omelette et 300 grammes de lait.

A 4 heures, 300 grammes de lait et trois tartines de pain et de beurre, à 6 heures une tasse de soupe au jus, à 8 heures une sole frite, et du mouton rôti, des haricots verts, des pommes de terre, du fruit, de la crème et 300 grammes de lait.

A 11 heures 300 grammes de bouillon.

Ce régime fut continué durant tout le traitement; nous n'eûmes jamais d'indigestion. Après six semaines de régime la malade pesait 68 kilog.; — après huit semaines, on l'habil-lait, elle s'asseyait pour prendre ses repas, elle descendait les escaliers et se promenait à l'aide d'un bras et d'une canne. — Le succès avait dépassé mes espérances, si l'on considère combien était grande l'émaciation des muscles. La malade est partie pour Natal, d'où, je suis sûr, elle reviendra en parfaite santé.

IIe *Observation*. — Je fus consulté au commencement d'août dernier pour une dame âgée de 37 ans, dont voici l'observation. « A l'âge de seize ans elle a eu des névralgies qui ont duré des mois ; à part cela, bonne santé jusqu'à l'époque de son mariage. Elle eut d'abord une fausse couche, puis deux grossesses avec albuminurie et enfants morts. » L'affection nerveuse accompagnant la grossesse ne me surprend pas, je l'attribuai à l'anémie. « Elle eut une troisième grossesse qui se termina par la naissance d'une fille âgée aujourd'hui de 3 ans : durant cette grossesse elle éprouva certains troubles des vaso-moteurs ; son lit semblait flotter avec elle, elle eut une cécité passagère.

Consécutivement elle eut plusieurs vives émotions à la suite de pertes de parents ou d'amis, et progressivement elle tomba dans l'état où je la vis. C'était bien le type névropathique le plus marqué.

Elle présentait, entre autres phénomènes, de fréquentes défaillances qui n'étaient pas de vraies syncopes, mais le résultat de troubles circulatoires tellement brusques que le cerveau en recevait le contre-coup.

Elle fut tour à tour sourde et aveugle ; — la figure souvent gonflée, était parfois froide comme celle d'un cadavre ; les mains, généralement froides, étaient souvent cyanosées, et on arrivait difficilement à les réchauffer par les plus fortes frictions.

Ces attaques duraient de 20 minutes jusqu'à deux heures. Elles devinrent plus fréquentes avec le retour des anciens phénomènes de la sensibilité de la colonne vertébrale, surtout autour du sacrum. Alors se manifestait une douleur sciatique constante et une perte progressive des forces. A la même époque, elle dut avoir une lésion utérine que constata un gynécologiste très connu qui la visitait à la campagne.

Elle était incapable de faire la moindre chose, et son caractère était devenu d'une irritabilité excessive.

Elle poussait des cris si l'on touchait son lit, si l'on agitait la sonnette, si l'on parlait trop fort, si le soleil pénétrait dans sa chambre. Au moindre effort pour se soulever ou pour porter ses mains à ses cheveux elle devenait cyanosée et froide ; elle souffrait alors de palpitations très fortes, le pouls montait à 120 ou 140 ; si bien qu'un médecin distingué qui la vit pour cela, diagnostiquait un léger asynchronisme ventriculaire avec atonie des muscles cardiaques comme d'ailleurs de tous les muscles. Elle n'avait aucun appétit. Toute tentative de marche ramenait la sciatique. Elle ne pouvait s'asseoir, vu la sensibilité de la région sacrée; la moindre compression de cette région amenait une syncope. Elle ne pouvait supporter la voiture parce que tout son système nerveux était ébranlé. — Elle ne pouvait rester étendue sur le dos parce que la colonne vertébrale était trop sensible. »

Quand je fus consulté pour cette dame, je déclarai qu'il était inutile de faire aucun traitement tandis qu'elle resterait chez elle à la campagne.

Je savais qu'elle ne pouvait supporter la voiture, qu'ainsi donc elle supporterait moins encore le chemin de fer, sans souffrir horriblement. Son médecin fut obligé de l'accompagner et de l'anesthésier presque constamment soit dans le trajet qu'elle fit étendue sur un brancard de chez elle à la station, soit dans le chemin de fer. C'est ainsi qu'elle put parcourir 300 kilomètres pour arriver à Londres.

Je ne vis que trop que l'on ne m'avait pas exagéré son état. Elle était très sensible au moindre bruit et au moindre toucher. La colonne vertébrale était particulièrement douloureuse au toucher. On l'avait mise au sommet d'une maison pour lui éviter le bruit de la rue. Naturellement belle et très intelligente, elle était devenue émaciée, son teint était blême et basané, un grand cercle entourait ses yeux. Je ne trouvai aucun signe de lésion organique; je ne m'inquiétais pas des lésions utérines qu'on avait signalées et dont je ne retrouvais plus traces. Après une première semaine, je pus installer la malade dans une chambre bien ensoleillée, elle ne se plaignait plus du bruit.

Après une dizaine de jours elle avait déjà repris des chairs et supportait bien les frictions de toute la région vertébrale que je surveillais et dirigeais moi-même.

Elle reprit ses chairs en peu de semaines et son teint changea complètement, l'insomnie seule continuait, mais je me gardai bien de conseiller aucun narcotique. Les crises nerveuses cessèrent. Les mains reprirent leur coloration et leur chaleur normales. Après cinq semaines, comme elle pouvait s'asseoir, je lui fis faire une promenade en voiture de deux heures, et le même soir elle m'écrivait : « Je n'ai jamais été aussi heureuse, je ne puis vous dire mon plaisir et mon étonnement de pouvoir encore me promener en voiture sans souffrance. Je n'ai pas éprouvé de douleurs dans les reins et je ne me suis point sentie fatiguée. »

Cette dame a repris toute sa santé, si bien qu'elle est partie avec son mari pour un long voyage à travers l'Inde, le Japon et San Francisco ; elle m'écrit qu'elle peut jouir complètement de son voyage.

La plus grande difficulté est de bien surveiller tout l'entourage des malades. Si j'ai obtenu de pareils succès, je le dois à ce que je n'ai jamais cedé en rien sur les points suivants :

1° La malade doit toujours être éloignée de sa maison, et placée ou dans un appartement privé, ou dans une maison de santé.

2° Je me réserve le choix de la garde, et la famille doit toujours s'engager à ne point avoir de communications avec la malade sauf par lettres, et avec mon autorisation.

Je n'accepte point de soigner une malade si la famille ou les amis ne prennent pas cet engagement formel ; la moindre infraction à ces deux points peut causer l'insuccès de la cure. Le plus souvent la séparation d'amis dévoués, le calme forcé, la possibilité de suivre et d'observer les manifestations constituent la plus grande partie du traitement. Mais tout cela devient inutile si l'on n'obtient pas le complet isolement.

Le choix d'une bonne garde est très difficile, quoique à cet égard nous ayons fait beaucoup de progrès en quelques années. Il faut une femme bonne, agréable, assez intelligente pour comprendre et seconder les efforts du médecin, pour lui expliquer tous les phénomènes qui se présentent, et pour être en même temps d'agréable compagnie à la pauvre malade.

Une garde mal élevée bien que très intelligente serait plutôt préjudiciable pour les malades qui sont souvent des plus distinguées. Elles doivent avoir une certaine fermeté, car si elles ne dominent pas les malades, tout succès est compromis. Le point le plus difficile est de rencontrer un juste milieu de bonté et de fermeté. Il ne faut pas hésiter à changer la garde si elle ne possède pas ces qualités. J'ai vu plusieurs fois des malades allant plus mal avec une garde, s'améliorer dès qu'on changeait celle-ci.

Le massage est aussi un point difficile et j'ai eu souvent de la peine à obtenir qu'il fût bien exécuté. J'avais pensé au début que les gardes pourraient faire le massage ; bien que cela m'ait réussi quelquefois, j'ai constaté qu'une femme pouvait être une très bonne garde, mais ne pouvait pas toujours être une bonne masseuse, n'ayant ni l'adresse ni la force requise pour cela. Le service de garde est d'ailleurs assez compliqué. Je n'ai jamais été satisfait des soi-disant masseuses de profession. Elles ont leurs idées préconçues, leurs méthodes et ne peuvent en apprendre d'autres. J'en ai formé un certain nombre moi-même, et chacun peut en faire autant en suivant les indications contenues dans le livre du Dr Mitchell. Il faut une certaine aptitude d'ailleurs assez rare. J'ai acquis la conviction que si après quelques semaines les malades ne peuvent pas prendre la nourriture prescrite, c'est le plus souvent la faute d'un massage mal exécuté. La nourriture n'étant pas absorbée, la force musculaire ne se reconstitue pas. Je ne m'inquiète pas de voir si le massage est bien fait, je le juge par la façon dont la malade absorbe et digère sa nourriture.

Pour la faradisation, il vaudrait mieux que ce fût un médecin qui l'appliquât, mais cela augmente les frais et n'est pas toujours possible.

Pour ma part je me sers des masseuses, quelquefois même simplement des gardes. Elles arrivent aisément à appliquer les courants et à obtenir les contractions musculaires avec une carte des points d'application de Ziemsen. Le médecin pour avoir toutes les chances de succès, doit aussi présenter les qualités qui sont nécessaires aux gardes-malades, et surtout une grande fermeté associée à une profonde bonté. Si la malade ne s'aperçoit pas de ces deux qualités, l'insuccès est certain ; tout ce qui ressemblerait à de la dureté produirait une aversion de la part de la malade et compromettrait la cure.

On se demande si ces affections une fois guéries se reproduisent. C'est là un point très important. En effet, il serait absurbe de soumettre la malade à une cure aussi pénible si elle doit retomber dans le même état après quelques semaines ou quelques mois. Je n'ai pas employé ce traitement depuis assez longtemps pour pouvoir affirmer qu'il n'y a jamais de rechute ; je n'en ai pas encore constaté dans ma pratique. Le Dr Mitchell que je voyais en automne m'assurait que, sauf de rares exceptions, il ne rencontrait pas des rechutes après ses guérisons. Il faut bien considérer que la plupart des cas ont progressivement dégénéré en habitudes maladives, et qu'ils se sont aggravés sous l'influence des soins mal raisonnés des parents et des amis. On ne peut pas dire aux parents des malades qu'ils sont absurdes dans les soins qu'ils leur donnent. Mais quand ils connaissent et constatent une première fois les moyens employés pour une première guérison, ils ne retombent pas dans les mêmes erreurs, et les malades ne rencontrent plus qu'une sympathie modérée qui ne peut plus compromettre la guérison complète.

Pour répondre aux critiques faites à mes premières publications sur ce sujet, j'ajouterai quelques considérations qui trouvent leur place ici. Un ou deux de mes confrères les plus estimés ont objecté que ce mode de traitement et surtout le massage étaient (pour dire les choses par leur nom) de pur charlatanisme ; un médecin d'une grande valeur me disait qu'à son avis mieux valait abandonner ces malades.à elles-mêmes ou à leurs familles, que de leur imposer ce traitement. J'avoue ne pas bien saisir ce genre de critique. Pour moi le charlatanisme ne consiste pas dans ce qui est pratiqué, mais dans l'esprit qui dirige cette pratique. Les remèdes les plus en vogue et les plus orthodoxes peuvent être employés d'une manière empirique et par des hommes se donnant toutes les plus grandes qualifications au point de mériter le titre de charlatans. Il me semblerait absurde que nous nous privions d'agents thérapeutiques aussi puissants que les frictions, le massage, l'électricité, l'hydrothérapie, l'exercice systématique des muscles et autres, parce que ces moyens ont servi à l'empirisme et au charlatanisme.

Il faut au contraire rapporter ces moyens sur le terrain scientifique, leur appliquer des règles à leur usage ; c'est dans ce but que j'ai employé cette méthode dans des cas aussi désespérés, et j'ai pleine confiance que beaucoup de confrères admettront que non seulement nous sommes excusables de nous être occupé de ce traitement ; mais aussi que le médecin américain nous a rendu un grand service en nous apprenant à guérir des cas considérés comme incurables jusqu'ici, cas qui affligent non seulement ceux qui en souffrent, mais encore tout leur entourage.

Du traitement systématique de l'hystérie compliquée et de certaines formes de neurasthénies (Section de Médecine de l'Association médicale britannique. Réunion de Worcester, 9 Août 1882).

Messieurs, quand votre président me fit l'honneur de me demander de vous parler du traitement des affections hystériques et neurasthéniques dont je me suis déjà occupé dans les numéros de la *Lancet* de mai et juin derniers, je le priai d'en charger le Dr Mitchell, de Phidadelphie, dont je ne suis que le disciple et l'admirateur. Je regrette beaucoup que le Dr Mitchell n'ait pu agréer l'invitation de votre Président, vous l'auriez entendu certainement avec un vif intérêt exposer sa manière de voir. Je considérais, comme beaucoup d'entre vous, les cas désastreux dont nous allons nous occuper, comme l'*opprobrium medicinæ*, jusqu'au jour où j'employai son traitement.

Rien ne peut être aussi décourageant que de voir chaque jour des existences brisées, des personnes infirmes, vouées à l'immobilité, devenues une charge pour elles-mêmes et pour leur entourage, entretenant le deuil dans leurs maisons, lassant la patience et épuisant les ressources de leurs proches. Tous, nous avons rencontré ces cas dans lesquels on avait employé toute espèce de traitements et de médications. On consulte médecins sur médecins; on suit des prescriptions orthodoxes ou hétérodoxes, jusqu'au jour où l'on arrive à ces états sans espoir dont je parlais, qui pourtant ne nous effrayent pas trop parce qu'ils sont purement fonctionnels, sans lésions organiques. Il n'est pas facile de trouver le moyen de modifier cette décrépitude anticipée. J'ai fixé mon attention depuis dix-huit mois sur ce sujet et non seulement j'ai acquis une confiance qui ne fait qu'augmenter dans le traitement de Mitchell, car je lui dois les plus beaux résultats que j'aie obtenus depuis que je pratique la médecine, et je traite maintenant avec plus de confiance les cas appropriés à ce traitement que tous les autres. Il n'y a pas besoin de chercher bien loin la raison de cette confiance, et celle des succès. Nous avons affaire à des accidents en grande partie psychologiques à l'origine. Quoique le monde médical reconnaisse ce fait, il ne s'est pas arrêté aux méthodes de traitement basées sur l'étude scientifique de la nature de ces maladies. A défaut d'autres moyens, on a recouru à la routine, prescrit des drogues, des toniques du système nerveux. Les malades restent ainsi abandonnés aux influences morbides des causes psychologiques qui neuf fois sur dix jouent un grand rôle sur la production de la maladie. Bien que les formes graves de l'hystérie que nous étudions diffèrent à l'infini, les caractère de chacune d'elles réclament une étude attentive ; il y en a à peine un où l'influence mentale ne joue pas un rôle assez important, sinon pour causer la maladie, du moins pour l'entretenir. L'intervention d'une garde peu judicieuse, celle des amis du malade dont la chambre devient un centre d'un intérêt particulier, la discussion constante des symptômes, tout cela a des effets nuisibles. Aucune médication n'a des chances de succès tant que les circonstances sont les mêmes. L'isolement constitue donc la première condition du traitement. Dès qu'on l'aura obtenu, on aura une grande garantie de succès pour les autres éléments du traitement. Ce n'est point ici le cas de décrire longuement les symptômes de l'hystérie, pas plus que leur pathologie. Je ne ferai qu'une esquisse des caractères typiques des affections névro-sthéniques où notre traitement réussit, et je terminerai par la description de ce traitement. Je renvoie pour les détails aux livres de MM. les Dr Mitchell et Goodell ainsi qu'à mes premières publications sur ce sujet.

Mon dernier travail était intitulé : *Traitement systématique d'épuisement nerveux* et de *l'hystérie se rattachant aux affections utérines*. J'avais en effet étudié ces maladies en raison de leurs fréquentes associations avec des affections des organes de la reproduction chez la femme. C'est cependant une grande erreur de croire qu'il existe nécessairement ou constamment un rapport entre ces deux maladies. En effet, quoique le nervosisme soit souvent la conséquence d'une maladie utérine, j'ai vu bien des cas où il ne dépendait point d'une affection locale. Je pourrais même déclarer en toute franchise que dans beaucoup de cas le traitement local n'a fait qu'augmenter les troubles nerveux : j'ai en ce moment une malade sous ma direction dont toute la préoccupation a pour objet les différents pessaires; elle a déjà essayé les centaines de nouveaux modèles préconisés à la 4e page de beaucoup de journaux scientifiques ou non d'Amérique ou d'Europe.

Il est inutile de rappeler ici les formes complexes des neurasthénies qui sont comprises sous le titre de cet opuscule ; les praticiens seuls qui ont étudié avec attention cette question, et qui ont eu l'occasion de rencontrer de nombreux cas analogues, savent combien ces formes sont étranges et trompeuses. — On ne rencontre pas deux cas parfaitement semblables, et chaque manifestation individuelle réclame une étude minutieuse et attentive, si l'on veut arriver à un bon résultat. Il faut observer les phénomènes de l'ordre moral aussi bien que les phénomènes physiques, sous peine de confondre les désordres fonctionnels avec une lésion organique. Tout le succès est subordonné à ce diagnostic important.

Si l'on veut traiter sa malade sans avoir observé les phénomènes d'ordre psychique, on fera fausse route.

Le type des cas les mieux appropriés au traitement systématique est celui où la femme épuisée et amaigrie est confinée au lit après un dépérissement progressif qui s'est développé à la suite de quelque grand effort physique ou de quelque commotion morale, comme un deuil, des revers de fortune ou autres.

Au début, il n'y a peut-être qu'une grande faiblesse, qui augmente chaque jour, la malade se laissant aller, jusqu'à ce que toute aptitude à faire un effort soit perdue; cet état est entretenu par le zèle inopportun des gardes, des parents et des amis. La perte complète de l'appétit amène l'anémie et l'émaciation consécutive des tissus. Les formes les plus graves de l'hystérie se développent dans un terrain aussi bien préparé. — On peut rencontrer les parésies ou les paralysies, les vomissements, les troubles du mouvement; l'hystéro-épilepsie, et beaucoup d'autres phénomènes qui déroutent les praticiens, et que vous avez dû rencontrer plus ou moins souvent. Ce sont des cas semblables avec des variations infinies, où les médications habituelles donnent les plus déplorables résultats.

Le traitement systématique de ces cas comprend les principaux éléments suivants qui consistent à :

1° Écarter les malades des influences préjudiciables de leur intérieur, et leur imposer un calme complet.

2° Produire l'exercice musculaire et relever consécutivement les fonctions d'assimilation par des *toniques mécaniques;* tels que l'excitation et le massage prolongés des muscles par une masseuse expérimentée, et réveiller les contractions musculaires à l'aide de l'électricité.

3° Faciliter ce travail musculaire par une nutrition abondante et régulière ; de façon à tonifier tout l'ensemble de l'organisme et le système !nerveux en particulier.

Je m'arrêterai un instant sur chacun de ces points.

1° Il est de toute importance d'éloigner la malade de chez elle, et de l'isoler dans un appartement sous la surveillance d'une seule garde. Je tiens bien à fixer votre attention à cet égard, car c'est là une cause de difficultés avec les parents qui font souvent des tentatives pour modifier cette condition essentielle du traitement. J'attribue la plus large part de mes réussites à la rigueur avec laquelle j'exige cette condition, j'ai appris que les insuccès de quelques-uns de nos confrères étaient dus aux concessions qu'ils faisaient à l'entourage des malades soit en consentant à traiter ces malades chez elles, soit en tolérant quelques visites de leurs amis ou de leurs parents.

Il faut après cela avoir une garde-malade clairvoyante assez intelligente et assez bien élevée pour servir de société à la malade. La cure serait bien compromise si l'on isolait une malade, d'esprit cultivé avec une garde grossière ou stupide. J'ai rencontré bien des difficultés pour trouver des gardes assez adroites pour suivre mes prescriptions, et en même temps sympathiques. Si la malade ne va pas bien, je change de suite de garde et souvent avec un bon résultat. La malade est immédiatement mise au lit afin d'obtenir un repos certain. Le plus souvent elle est déjà confinée au lit; d'autres fois c'est pour elle un grand effort que de se lever, et le repos est un aide puissant.

2° Le second point se rattache aux mouvements musculaires systématiques, et partant à l'excitation des tissus. Ce sont des masseuses spéciales qui en sont chargées. J'ai rencontré à cet endroit bien des difficultés. N'étant point satisfait des masseuses de profession, j'ai dû en former moi-même quelques-unes qui sont jeunes et fortes. Elles doivent avoir une certaine aptitude naturelle, aussi ai-je dû en abandonner plusieurs dont j'espérais de bons offices. Je dirai seulement que le massage consiste dans un pétrissage et dans les frictions de tout le système musculaire durant environ trois heures chaque jour. Le premier résultat est une grande fatigue suivie d'une agréable lassitude. Outre cela les courants faradiques de dix à vingt minutes deux fois par jour mettent les muscles en contraction et activent les fonctions cutanées. Les deux médications produisent par leur association un grand travail musculaire que facilite une abondante nourriture; consécutivement à l'augmentation de l'assimilation et à la bonne nutrition, les malades prennent de l'embonpoint, et il n'est pas rare de les voir augmenter en poids de 3 à 4 kilogr. en cinq ou six semaines.

Les gardes sont chargées de donner la nourriture à des intervalles réguliers. Au début, on donne de 3 à 5 onces de lait en quelques heures, et pour les premiers jours la malade est soumise à une diète exclusivement lactée. On prépare ainsi les organes à l'assimilation d'une nourriture plus forte; on augmente celle-ci progressivement ainsi que les actions musculaires qui sont commencées le 3mo et 4me jour. Vers le 10me jour on pratique le massage une heure et demie deux fois par jour ; la malade absorbe dès lors une quantité incroyable de nourriture. Les malades prennent ordinairement, outre 2 litres 1/2 de lait par jour, trois repas composés de potage, de crème, de poissons ou de lard, de pain grillé, de thé, ou de café, ou de cacao pour le déjeuner, — de poissons, de côtelettes, d'un plat doux ou d'un pudding au lait pour le luncheon à une heure, de potage, poisson, viande, et plat doux pour le dîner à 7 heures. On prendra en outre du bouillon à 7 heures du matin et à 11 heures du soir. Cette nourriture qui semble énorme est presque toujours bien tolérée. S'il se produit d'ailleurs le moindre symptôme dyspeptique, on remet la malade au régime lacté pendant 24 heures.

Quant aux résultats, j'ai déjà publié plusieurs observations pleines d'intérêt, et où les succès ont été complets. J'attribue les rares insuccès de quelques cas à ce que le traitement ne leur était pas approprié ; il m'est arrivé de constater et de dire avant de commencer la cure qu'elle ne convenait pas à certaines malades qui n'en retiraient qu'un effet médiocre. L'affection locale empêcha toute amélioration dans un cas d'ovarite chronique et dans un cas d'antéflexion avec hystérome.

Je dus suspendre le traitement dans un troisième cas après la première semaine, ayant constaté une lésion cardiaque ; deux fois je me trouvais en face de désordres cérébraux et une fois je constatais l'épilepsie; toute affection organique concomitante constitue une contre-indication. Dans tous les autres cas, les résultats furent merveilleux; dans plusieurs les malades reprirent une parfaite santé après avoir été au lit durant des années. Dans un cas, la malade n'avait pas mis le pied à terre depuis vingt-trois ans, — d'autres malades étaient restées au lit six, neuf et même quatorze ans. J'ai soigné deux malades tellement invalides qu'on ne put les transporter de la campagne à Londres qu'à l'aide du chloroforme et accompagnées de leurs médecins; l'une et l'autre ont obtenu une guérison complète.

Je ne veux pas abuser de vos instants par les détails de mes observations, en ayant déjà publié un grand nombre, je me bornerai à dire quelques mots de mes dernières observations pour ceux d'entre vous qui n'ont pas connaissance de mes travaux antérieurs. Je vous en parlerai non seulement à cause de leur grand intérêt, mais surtout parce qu'on y reconnaît bien l'inutilité de toute autre médication, car j'ai la liste de tous les médecins qui les avaient soignées avant moi. Cette liste atteint, pour l'un de ces cas, le chiffre de vingt-cinq médecins, parmi lesquels je vois les noms les plus connus de notre pays, ce qui suffit bien à prouver qu'on avait essayé, mais en vain, les moyens les plus modernes.

Ire *Observation*. — Le 24 avril dernier je fus consulté pour une jeune dame du nord de l'Angleterre souffrant de vomissements hystériques intenses. Cet état avait commencé six ans auparavant après une grande secousse morale. Elle était arrivée à ne pouvoir prendre que quelque gorgées de lait, et encore fallait-il qu'il fût mêlé avec du wisky. — Elle arrivait ainsi à absorber trois ou quatre petits verres d'alcool par jour. Elle était horriblement émaciée et ne pesait que 52 kilogr. Sa mère m'écrivait : « Il y a eu cinq ans à Noël qu'elle n'a pas gardé un seul repas. — Cet état est désespérant et a résisté à tous les traitements. Sa jeunesse a été flétrie, et j'ai perdu depuis longtemps toute espérance à son égard. »

La rapidité de la cure fut en ce cas merveilleuse. Au troisième jour de son isolement, elle prenait trois litres et demi de lait et son wisky. Après une dizaine de jours, elle mangeait avec un appétit énorme, et après six semaines elle quittait la ville. Elle avait augmenté de 5 kilogr. Dès lors elle a joui d'une santé parfaite.

IIe *Observation*. — Le cas suivant démontre les mauvais effets d'une éducation intellectuelle trop forcée chez une jeune fille douée d'un nervosisme exalté. Elle me fut confiée par un de nos plus grands médecins de Londres qui l'avait vue en consultation avec son médecin ordinaire. Elle était âgée de 17 ans. A 14 ans elle s'était un jour affaissée durant son travail, prise d'une hémiplégie hystérique complète et était restée quatre années au lit sans pouvoir se servir de ses jambes. Elle avait en outre une toux bruyante coqueluchiforme qu'on entendait dans toute la maison et qui avait résisté à toute médication. Elle ne tolérait qu'un peu de lait, du biscuit et des oranges. Ce cas me fut confié comme essai, et j'étais très préoccupé de la guérison.

Je pus après un mois de cure la conduire dans ma voiture dans le quartier où elle demeurait, et elle put descendre pour voir sa famille. Depuis lors elle est restée en parfaite santé. Le fait le plus curieux, c'est que sa toux qui avait résisté à toute espèce de médication durant des années disparaissait complètement quarante-huit heures après qu'elle fut isolée de sa famille.

IIIᵉ *Observation.* —Il s'agit ici d'une malade comme j'en ai tant sous ma direction, mais qui présentait le type où le traitement réussit bien.

Il n'y avait pas une affection définie, ni une maladie simulée, comme dans l'observation précédente, mais un affaissement général complet. Son médecin m'écrivait en me l'adressant : « Elle a été malade toute sa vie sans symptômes accentués ; tantôt elle éprouve des nausées, de la migraine, tantôt de l'irritabilité spinale, du vertige, etc. En somme c'est un type d'hystérie et de névralgies. Elle ne sort jamais de chez elle, est presque toujours au lit ou sur sa chaise longue ; elle ne mange presque rien, et n'a qu'un bonheur en ce monde, celui de voir un médecin, ou de prendre des remèdes. » Je trouvai cette jeune femme à l'état de squelette.

Elle se plaignait surtout de nausées, de maux de tête, d'un immense abattement nerveux. Sa timidité était si grande qu'elle ne pouvait parler à un étranger, l'anorexie était complète. Sa peau sèche et rugueuse ; les époques irrégulières ; elle ne trouvait du sommeil que dans de fortes doses de morphine ou de chloral. Elle avait 29 ans, et depuis 9 ans elle était constamment dans la position horizontale.

J'obtins avec elle un succès aussi complet qu'avec les autres cas que j'ai cités. Après six semaines elle marchait ; après deux mois elle s'embarquait pour un voyage et je recommandais à sa garde de la laisser le plus possible avec les passagers pour reprendre ses habitudes de société. Elle revenait me voir il y a deux jours après un retour en chemin de fer à travers le continent : je ne la reconnaissais pas au premier abord, tellement sa bonne mine, sa toilette avaient changé la pauvre infirme. Elle me dit qu'elle jouait au tennis, qu'elle allait en excursions d'agrément, qu'enfin elle avait repris la vie de tout le monde.

IVᵉ *Observation*. — Je vous parlerai encore d'une malade qui présentait les phénomènes les plus étranges et les plus variés que j'aie jamais constatés dans l'affection qui nous occupe. Beaucoup d'entre vous doivent connaître cette malade, car elle avait consulté tous les grands praticiens pendant les seize années de sa maladie, sans parler de ses nombreux médecins traitants. Je la vis pour la première fois dans des circonstances singulières. Deux mois environ avant d'être présenté à cette malade, je me promenais par hasard sur l'esplanade de Brighton avec un de mes confrères, quand mon attention fut attirée par une malade que tout le monde remarquait. — C'était une dame étendue sur un petit lit portatif. Elle était complètement émaciée, la tête renversée comme dans l'opisthotonos, les mains et les bras contractés, les yeux fixement levés au ciel. Je ne sais pourquoi je crus voir là un cas type d'hystérie, et je dis à mon ami que j'étais sûr de guérir cette malade si on me la confiait. Tout ce que je pus apprendre, c'est que cette malade venait à Brighton tous les automnes ; mon ami la voyait traînée ainsi sur les promenades depuis 10 ou 12 ans.

Le 14 janvier dernier, je fus appelé en consultation par mon ami le Dʳ Behrend, et je reconnus bien vite la malade que j'avais vue à Brighton. Il serait trop long d'énumérer toutes les phases qu'avait traversées cette malade depuis 1864, époque de la première attaque de paralysie du bras gauche.

Je relève les notes que me fournissait Behrend. — paraplégie complète, hémiplégie gauche, amaurose hystérique complète qui avait disparu en 1868. Durant ces seize années, on avait dû constamment sonder la vessie. La malade souffrait en outre horriblement de la tête, des yeux et le long du dos, si bien qu'elle prenait de grandes quantités de morphine et de chloral.

Elle avait eu des attaques convulsives de deux types bien distincts présentant bien le caractère de l'hystéro-épilepsie. Je la trouvai dans l'état suivant :

Elle était étendue sur un lit d'infirme; le bras gauche, paralysé et fortement contracté, était fixé au corps. Elle poussait de profonds gémissements à de courts intervalles, tellement elle souffrait du dos.

Comme j'allais lui toucher la main droite, elle me pria de ne pas le faire, craignant de tomber en convulsions. Elle me dit avoir eu dans son enfance des crises épileptiques.

Elle a maintenant des évanouissements fréquents et soudains plusieurs fois par jour, quelquefois deux fois en une heure, et la nuit comme le jour. Ces crises se terminent par des convulsions générales de la face et du corps. J'assistai à une de ces crises, qui ressemblaient tout à fait à une crise d'epilepsie ; le bras gauche et les deux jambes sont paralysés et dépourvus de sensibilité.

Elle ne prend presque pas de nourriture et elle est dans un état d'émaciation extrême. Douée d'un esprit supérieur, elle a perdu dernièrement la mémoire, et ses facultés intellectuelles baissent progressivement.

Nous décidâmes d'essayer notre traitement. La malade fut apportée dans une maison de santé située près de chez moi (Fitzroy Square). Elle fut tellement malade et elle poussa de tels cris la première nuit que personne ne put dormir dans la maison. L'on m'avisa qu'il lui était impossible de rester. Elle eut entre 3 heures et 11 heures du soir neuf crises violentes épileptiformes durant en moyenne cinq minutes. A 11 heures elle perdit connaissance jusqu'à 2 heures du matin, sa garde crut qu'elle allait mourir.

Le jour suivant, elle fut plus calme; dès lors l'amélioration commença et fut progressive. Le quatrième jour, elle urina sans l'usage de la sonde qui ne fut plus jamais employée. Après six semaines, elle sortait à pied et en voiture : et après deux mois elle partit pour le Cap, se sentant très bien. Sa garde fut très malade aux Indes, et elle put lui donner les soins les plus assidus. Elle est en ce moment-ci aussi bien que possible et n'a rien conservé de son horrible maladie.

Je remarquerai comme conclusion que le plus grand avantage de ce traitement systématique qui produit des effets si merveilleux consiste en ce qu'il se rattache non pas seulement à un, mais à plusieurs moyens très utiles. Chacun savait jusqu'ici que si l'on pouvait éloigner les malades de leur entourage néfaste, on avait fait un grand pas vers la guérison. Mais bien peu de praticiens mettaient cette connaissance en pratique. S'ils le faisaient parfois, ils se contentaient de combiner ce moyen avec une influence morale. J'ai acquis la conviction que les conseils et les sermons peuvent guérir bien peu d'hystériques. Un traitement moral éclairé peut produire de bons effets ; mais je crois qu'il n'existe que fort peu d'hystériques qui cherchent à tromper volontairement. Le grand succès de la méthode de Weir Mitchell semble résulter de la combinaison d'agents qui rendent les malades à la santé malgré elles, et en ramenant à son état normal un système nerveux épuisé et malade.

APPENDICE A

MASSAGE

La malade étant couchée et enveloppée d'une couverture, je commence par les pieds dont je pince et soulève la peau sur tous les points de sa surface ; je tords les orteils dans toutes les directions, je pétris les petits muscles avec l'extrémité des doigts et du pouce, les gros muscles de la jambe avec les deux mains qui serrent chacune à tour de rôle ; je fais aussi fréquemment courir la main sur toute la longueur de la jambe en appuyant avec force et je frappe très souvent les muscles du revers de la main ; avant de masser un membre, je le frictionne abondamment avec de l'huile de pied de bœuf, et j'ai remarqué que plus la peau absorbe d'huile, plus vite les membres reprennent de la chair. Les mains et les bras sont manipulés de la même façon, toujours en allant de bas en haut. Je fais ensuite étendre la malade sur le dos, les genoux relevés et je pince d'abord en tous sens la peau de l'abdomen ; puis, saisissant à pleines mains les parois abdominales, je les malaxe en ouvrant et fermant alternativement les deux mains. J'en finis avec cette partie du corps en plaçant une main de chaque côté, juste au-dessous des côtes et en refoulant fortement les chairs en avant, surtout dans la direction du côlon. Ces manœuvres doivent être exécutées avec un soin particulier s'il existe des troubles des fonctions digestives.

La malade étant après cela couchée à plat ventre, je

commence par la nuque et je pince les muscles des deux côtés de la colonne vertébrale et sur tout le reste du dos; puis je place les deux premiers doigts de la main droite des deux côtés de l'épine dorsale et je descends vivement tout du long; cette manœuvre est renouvelée très rapidement plusieurs fois. En massant plus longtemps et doucement les endroits particulièrement sensibles, je fais bientôt disparaître cette sensibilité.

Il est essentiel de recommander à la malade de laisser tous les muscles dans le relâchement et de rester absolument inerte; sans quoi, elle sera fort meurtrie et le massage, au lieu de la soulager et d'être supporté avec plaisir sera une source de souffrances.

Vers la fin du traitement, je fais exécuter aux membres des mouvements de flexion et d'extension, particulièrement pour les jambes, s'il s'agit d'une malade n'ayant pas marché depuis des années.

Le premier et le second jour, je ne prolonge guère la séance au delà de vingt minutes; mais au bout d'une semaine la malade est en état de supporter une heure et demie de massage deux fois par jour. Après le massage, elle doit rester enveloppée dans la couverture et se reposer tranquillement pendant une heure environ.

APPENDICE *B*

BOUILLON DE VIANDE CRUE

Prenez une livre de filet de bœuf cru, hachez le mince et mettez dans une bouteille avec un demi-litre d'eau et cinq gouttes d'acide chlorhydrique. Laissez le mélange dans de la glace toute la nuit et le matin plongez la bouteille dans de l'eau à 110° Fahrenheit que vous maintiendrez pendant deux heures à cette température. Au bout de ce temps, versez le contenu de la bouteille sur une grosse toile et pressez jusqu'à ce que le résidu soit presque sec. Le liquide ainsi obtenu est donné en deux ou trois fois dans les vingt-quatre heures. Si le goût de viande crue paraissait trop désagréable, on pourrait faire rôtir rapidement le bœuf sur une de ses faces avant de l'employer comme nous venons de l'indiquer. Le bouillon fait par ce dernier procédé, quoique à peu près cru, a le goût de la viande cuite.

APPENDICE *C*

Dans quelques cas exceptionnels, les malades (névrosthéniques?) sont surchargées d'un excès maladif de tissu adipeux, bien qu'elles soient d'ailleurs très anémiques et qu'elles mangent peu. En pareille circonstance, il est bon, avant de commencer le traitement par le massage, l'électricité et la nourriture, de réduire leur poids en vue de les débarrasser de cette graisse nuisible qui encombre les tissus. A cette fin, la malade gardera le lit, observera un repos absolu et sera mise à un régime consistant uniquement dans deux litres environ de lait écrémé que l'on donnera par petites quantités toutes les deux heures. Au bout d'un jour ou deux, on diminuera graduellement la dose, jusqu'à ce que l'on arrive à ne donner qu'un litre ou même moins. Le repos absolu et l'absence de tout exercice musculaire rendent très supportable, autant que j'ai pu en juger, un régime qui semble au premier abord devoir faire mourir de faim. Il va sans dire qu'il est nécessaire d'observer attentivement la malade afin de s'assurer que le traitement ne produit pas de résultats fâcheux; mais dans tous les cas où j'ai pu l'employer il a admirablement réussi.

Si l'estomac se montrait rebelle ou s'il se manifestait une faiblesse excessive, un peu de bouillon de bœuf ou autre, bon bouillon pourrait être momentanément substitué au lait. Quand la quantité de lait aura été réduite à une consommation journalière d'un litre ou même moins, le poids diminuera graduellement à raison d'une demi-livre environ par jour. Le temps pendant lequel on pourra sans inconvénient prolonger le traitement variera suivant les circontances; mais il sera essentiel de peser chaque jour la malade. Il est probable que la durée maximum du traitement pourra être de deux à trois semaines et la somme de poids perdu de quatorze à seize livres. On substituera alors du lait pur au lait écrémé et on procédera à partir de ce moment comme on le fait avec les malades que l'on n'a pas à soumettre à ce régime préalable.

L'expérience qu'il m'a été donné de faire de cette méthode est limitée pour le moment à quatre cas; mais dans tous elle a admirablement réussi. Je citerai particulièrement l'exemple d'une femme très alourdie par l'excès d'embonpoint qui était restée complètement alitée et n'avait fait aucun usage de ses membres pendant plusieurs années; elle est aujourd'hui parfaitement guérie et en état de marcher et d'agir comme n'importe qui.

TABLE

9 782014 069860